I0424728

Sommario

Introduzione

La dieta chetogenica è una delle diete maggiormente adottate in tutto il mondo negli ultimi anni. Infatti lo svolgimento di un piano nutrizionale che non prevede l'utilizzo di zuccheri e carboidrati risulta essere molto utile sia per il dimagrimento che per l'ottimizzazione delle funzioni cerebrali.

La dieta chetogenica, che nasce come cura dell'epilessia, mostra numerosi vantaggi, ma richiede molto rigore e particolare attenzione agli ingredienti utilizzati. Naturalmente il piano alimentare deve essere deciso dal medico nutrizionista, ma è comunque possibile utilizzare delle ricette che garantiscano gusto e qualità, senza alcun introito di carboidrati. Ogni ingrediente dovrà essere pesato, in quanto i piatti possono provocare anche una pericolosa sovrapproduzione di corpi chetonici, che può comportare conseguenze negative nell'organismo.

Proprio per questo motivo i soggetti che decidono di sottoporsi alla dieta chetogenica devono monitorare costantemente il proprio stato di salute. I corpi chetonici prodotti dal fegato possono avere effetti tossici se la loro presenza incrementa in maniera eccessiva e incontrollata.

Lo scopo della dieta chetogenica è quello di trasformare l'intero processo di metabolismo, facendo in modo che l'apporto energetico necessario alla sopravvivenza venga prelevato dagli elementi lipidici e non più da quelli glucidici. Per ottenere uno shift di questo genere è però necessario eliminare completamente l'introito di carboidrati e zuccheri.

Si tratta dunque di un vero e proprio stravolgimento delle tradizionali conoscenze e convinzioni relative all'ambito nutrizionale: i carboidrati cambiano il ruolo nella concezione alimentare, passando da elementi primari a elementi quasi nocivi ed estranei alla dieta.

La dieta chetogenica, scoperta nei primi anni del XX Secolo, veniva inizialmente utilizzata come cura terapeutica di vari disturbi, tra cui l'epilessia. Si trattava di un trattamento molto difficile da sostenere per il paziente, al quale veniva imposto un digiuno totale per un periodo di almeno 25 giorni. Con l'evoluzione della medicina, tale trattamento perse lentamente importanza, finendo nel dimenticatoio, fino agli ultimi anni del secolo scorso.

Infatti a Charlie, figlio di un noto produttore cinematografico di Hollywood, viene diagnosticata una grave forma di epilessia. Charlie non poteva essere curato con le medicine tradizionali, per questo il padre decise di affidarsi al trattamento chetogenico: i risultati furono eccellenti.

Questo evento generò scalpore in tutto il mondo, e gli scienziati ricominciarono a studiare tutti gli effetti e a definire le possibili alternative della cura con la dieta chetogenica. Nasce proprio in questi anni la Charlie Foundation, un istituto di ricerca e di medicina che si occupa dell'applicazione della dieta chetogenica, il cui nome è dedicato proprio al figlio del produttore hollywoodiano. La dieta chetogenica venne affinata e alleggerita: i 25 giorni di digiuno totale furono considerati eccessivi e si optò per realizzare un piano alimentare noto come "digiuno simulato". Si tratta della dieta chetogenica odierna, che prevede un periodo di quasi digiuno, ossia un intervallo di tempo durante il quale non è possibile apportare carboidrati e zuccheri.

L'idea è dunque quella di introdurre solamente ciò che verrà smaltito durante la giornata, in modo tale da non avere incrementi di peso e, allo stesso tempo, raggiungere il vero obiettivo della dieta chetogenica, ossia lo shift metabolico.

Capitolo 1 – La dieta chetogenica: cosa è e come funziona

La dieta chetogenica nasce come cura contro alcune patologie cerebrali, e soprattutto contro l'epilessia. Solamente agli inizi del nuovo Secolo la dieta chetogenica viene studiata e applicata anche in ambito nutrizionale.

L'idea iniziale che stava alla base della dieta chetogenica, che prevedeva un periodo di digiuno totale di circa 25 giorni, è stata gradualmente sostituita dal cosiddetto digiuno simulato.

La dieta chetogenica odierna si basa proprio sul digiuno simulato. Questo concetto nasce proprio dall'impossibilità per i soggetti sottoposti a trattamento di resistere all'intero periodo di digiuno totale, senza poter mangiare.

Il digiuno simulato prevede dunque un introito alimentare, seppur minimo, pari all'esigenza energetica quotidiana: dunque quello che viene mangiato deve essere completamente smaltito durante il giorno.

1.1 – Lo scopo della dieta chetogenica

La dieta chetogenica si presuppone l'obiettivo di indurre uno stato di chetosi nell'organismo. Per riuscire a creare una situazione di questo genere è fondamentale ridurre o addirittura azzerare l'introito di elementi glucidici, come gli zuccheri e i carboidrati. La formazione dei corpi chetonici, tra cui l'acetone, non viene ostacolato invece dai grassi, che rappresentano l'elemento cardine della dieta chetogenica.

Attraverso la formazione dei corpi chetonici, che vengono prodotti dal fegato, e il

14

raggiungimento dello stato di chetosi è possibile trasformare il metabolismo corporeo. Normalmente, infatti, il metabolismo è di tipo glucidico: l'intero processo di digestione si basa infatti sulla trasformazione dei glucidi in energia. Con la dieta chetogenica la principale fonte energetica diventano i lipidi, ossia i grassi, che non vengono reperiti dall'alimentazione, bensì dal tessuto adiposo e dal tessuto muscolare.

Dunque il corpo umano, privato di zuccheri e carboidrati, ricerca l'energia necessaria per regolarizzare la sopravvivenza da altre fonti. Ma tra queste non rientrano i grassi alimentari, in quanto la dieta chetogenica prevede un introito di lipidi pari alla quantità energetica consumata quotidianamente. Dunque, per poter garantire una vita normale al soggetto sottoposto al trattamento, l'organismo preleva il grasso dalle riserve già presenti nelle varie zone corporee, provocando in questo modo una riduzione dell'adipe e, di conseguenza, del peso.

Naturalmente questo passaggio potrebbe provocare stanchezza nei soggetti sottoposti alla dieta chetogenica, in quanto la trasformazione del metabolismo, nota come shift metabolico, può avvenire in tempi differenti a seconda della predisposizione dell'organismo.

Una volta raggiunto lo stato di chetosi, è importante per il soggetto riuscire a mantenere l'equilibrio raggiunto nel lungo tempo, mantenendo costantemente bassi gli introiti glucidici oppure alternando periodi di sovralimentazione a periodi di sottoalimentazione. All'interno di quest'ultima visione rientra anche il concetto di digiuno alternato, ossia una dieta considerata un'alternativa molto valida rispetto alla dieta chetogenica.

1.2 – Come si misura lo stato di chetosi

Per un soggetto sottoposto a dieta chetogenica non è sempre facile intuire la situazione del proprio corpo. Infatti lo shift metabolico può impiegare un tempo più o meno lungo prima di essere portato a termine. Questo slittamento temporale può dipendere sia dalla precedente dieta o abitudine alimentare portata avanti dal soggetto, sia dal suo stato psico-fisico, ma soprattutto dall'attenzione riposta nella dieta. Sgarrare dosi e alimenti, infatti, potrebbe provocare un ritardo nel raggiungimento dello stato di chetosi, prolungando notevolmente la durata della dieta chetogenica.

Allo stesso tempo produrre chetoni significa introdurre all'interno dell'organismo degli elementi acidi che richiedono un costante monitoraggio da parte del soggetto. Il medico nutrizionista che segue il processo di metamorfosi metabolica è in grado di stabilire gli intervalli temporali opportuni per capire quale sia l'esatto numero di corpi chetonici presenti nell'organismo. I metodi per stimare questo elemento sono essenzialmente due: l'analisi del sangue e l'analisi delle urine.

1.2.1 – Le analisi del sangue

Le analisi del sangue consentono di determinare la cosiddetta chetonomia, ossia la quantità di chetoni in circolazione. In particolare le analisi del sangue vengono richieste specialmente nelle fasi introduttive del trattamento e in quelle successive alla dieta. In questo modo il medico nutrizionista potrà stabilire se lo shift metabolico stia procedendo correttamente.

Monitorare con i dovuti controlli ed esami il proprio stato di chetosi è fondamentale anche per evitare che si creino situazioni nelle quali il corpo tende a produrre un numero di corpi chetonici superiore rispetto a quanto previsto. Se il soggetto sottoposto a trattamento dovesse incorrere in una controindicazione di questo genere, gli esami del sangue dovranno essere ripetuti ogni 12 ore, fino a quando il valore della produzione dei chetoni non rientri nel range standard.

Nello specifico, per definire lo stato di ochetosi, vengono individuati nel sangue prelevato i valori di acido beta-idrossibutirrato. In un soggetto che segue una dieta tradizionale o che non è in possesso di un programma nutrizionale, i valori dell'acido beta-idrossibutirrato sono pari a zero, mentre in un soggetto sottoposto al trattamento previsto dalla dieta chetogenica questi valori aumentano fino ad un massimo di 2mmol/L.

1.2.2 – Le analisi delle urine

Un'altra modalità che consente di individuare in maniera esatta il numero di corpi chetonici presenti in circolazione è lo svolgimento delle analisi delle urine. In particolare con le analisi delle urine è possibile determinare il numero di corpi chetonici che vengono espulsi dal corpo per via urinaria. Questo processo di espulsione chetonica viene definito in campo scientifico e anatomico chetonuria.

Esattamente come accade per gli esami del sangue, anche quelli delle urine devono essere effettuati specialmente nella fase introduttiva del soggetto alla dieta chetogenica e nella fase successiva, con monitoraggio costante anche durante lo svolgimento del trattamento. Lo scopo è sempre quello di capire quale sia l'effettivo stato di chetosi nel soggetto e prevenire eventuali casi di iperproduzione chetogenica, che potrebbe rivelarsi controproducente sia dal punto di vista fisico e sia da quello nutrizionale.

Per capire quale sia la quantità di corpi chetonici presente nell'organismo è dunque fondamentale definire il valore dell'acido acetoacetico. Questo elemento assume valori che variano tra gli 80 (++) mg/dl e i 160 (+++) mg/dl per tutti coloro che stanno seguendo una dieta chetogenica, mentre assume valori pressoché nulli in tutti gli altri soggetti.

1.3 – Cosa comporta la mancanza totale (o quasi) di carboidrati

A differenza delle vitamine, degli aminoacidi e dei grassi, i carboidrati non vengono considerati sostanze essenziali per il corpo umano. Sfruttando l'introito di aminoacidi e di quantità ridotte di glicerolo, infatti, l'organismo riesce a sintetizzare il glucosio e, allo stesso tempo, partendo da proteine e lipidi, esso riesce a ottenere la quantità necessaria di energia per il proprio fabbisogno. Dunque zuccheri e carboidrati possono essere esclusi da una dieta, senza creare particolari problematiche al soggetto sottoposto al trattamento.

Una volta intrapresa una dieta chetogenica il corpo umano sfrutta istintivamente tutte le riserve di carboidrati ancora presenti, esaurendole. Si stima che queste riserve siano pari a circa 450 grammi in un essere umano adulto, e che verranno esaurite completamente nel giro di un solo giorno. Circa il 70% di questi carboidrati sono contenuti all'interno dei tessuti muscolari, ma questi potranno essere sfruttati solamente per sopperire alle richieste energetiche e glucidiche dei muscoli stessi. Già a partire dal secondo giorno di dieta chetogenica, dunque, il corpo umano tende a modificare il proprio metabolismo, ricercando altrove, ossia nei grassi di riserva, le energie necessarie per il proprio sostentamento.

Alcuni dottori nutrizionisti tendono però a non eliminare completamente l'introito di carboidrati dalla dieta chetogenica. In particolare i soggetti che necessitano di un introito, seppur minimo, di glucidi sono gli sportivi e le persone sottoposte a particolare stress sia a livello fisico che a livello psichico. Il nutrizionista dovrà dunque valutare se è opportuno rallentare il raggiungimento dello shift metabolico, scegliendo però di non indurre il paziente ad uno stato catabolico. Talvolta l'introduzione della dieta chetogenica di alimenti glucidici può evitare di incappare in una iperproduzione di corpi chetonici.

L'esclusione totale dei carboidrati dall'alimentazione inoltre potrebbe provocare una carenza di minerali e di fibre. Proprio per questo motivo è fondamentale che lo svolgimento della dieta chetogenica sia accompagnato costantemente da un riscontro medico. Solo uno specialista è infatti in grado di capire se il livello di chetoni presenti nell'organismo sia tale da evitare di creare effetti indesiderati e se la dieta stia stimolando l'organismo nella maniera corretta.

1.4 – I principali benefici

La dieta chetogenica comporta una serie di effetti benefici per tutti i soggetti che decidono di sottoporsi al trattamento. I carboidrati, infatti, vengono considerati come elementi negativi, non solo dal punto di vista nutrizionale.

I soggetti potranno ottenere dei benefici reali nel giro di sette o dieci giorni. Solamente dopo questo periodo di tempo, infatti, durante i primi giorni è possibile notare dei mutamenti, ma questi non sono riconducibili in modo diretto alla dieta.

1.4.1 – I vantaggi nutrizionali

Durante i primi giorni di dieta chetogenica è possibile assistere ad una immediata perdita di peso. Questo è da considerare però come un falso beneficio. Infatti l'adozione della dieta e la variazione delle abitudini alimentari comportano una perdita di liquidi e acqua, dovuti all'eliminazione degli zuccheri e dei carboidrati, che riduce velocemente il peso del soggetto sottoposto a trattamento. Questo peso però nei giorni successivi viene riequilibrato. Il vero e proprio dimagrimento, dovuto allo shift metabolico, potrà avvenire solamente dopo la prima settimana di dieta.

La dieta chetogenica inoltre non induce i soggetti alla fame. È infatti una dieta ricca di alimenti, specialmente grassi, che include quasi tutti i gruppi della piramide nutrizionale classica. È inoltre possibile mangiare una quantità discreta di alimenti a pasto, senza dunque provocare situazioni di stress nei pazienti, a differenza di ogni altra dieta.

Il beneficio maggiore risiede però nell'efficacia della dieta. Per coloro che intendono perdere del peso, in maniera cosciente e regolare, la dieta chetogenica è la soluzione migliore. Infatti la dieta mostra miglioramenti nel giro di un breve periodo, a patto che il programma nutrizionale sia seguito con estrema attenzione.

1.4.2 – I vantaggi neuronali

Ulteriori benefici possono essere individuati a livello neuronale e cerebrale. Come già detto in precedenza, infatti, la dieta chetogenica nasce, nei primi anni '90, come cura per l'epilessia. L'idea che spingeva i neurologi ad eliminare i carboidrati dall'alimentazione risiedeva nel fatto che questi elementi tendono ad offuscare le funzioni cerebrali, incrementando così gli attacchi epilettici. Dopo aver individuato un principio medico vero e proprio questa teoria venne gradualmente abbandonata fino ai primi anni '90, ossia fino a quando il figlio di un noto produttore cinematografico hollywoodiano, affetto da epilessia, non poteva assumere le medicine idonee per il trattamento della patologia. Il padre decise così di affidarsi alla cura chetogenica, con risultati eccellenti. Da questo momento in poi la dieta chetogenica è stata ancora una volta approfondita dai più importanti medici e scienziati.

Ad oggi la dieta chetogenica è nota a tutti per i suoi effetti a livello nutrizionale, ma i benefici neuronali non sono da sottovalutare. Infatti eliminando, in maniera cosciente, i carboidrati dal proprio programma alimentare è possibile ottenere miglioramenti mnemonici, riduzione dello stress psicologico e vigore fisico.

1.5 – Gli effetti collaterali e indesiderati

Come in ogni altra dieta alimentare, ai pro si contrappongono gli effetti collaterali e gli effetti indesiderati. Questi possono essere ricondotti ad una noncuranza nel controllo medico costante, che la dieta chetogenica richiede.

Infatti il pericolo principale durante una dieta chetogenica è rappresentato dalla sovrapproduzione di corpi chetonici. Questi elementi infatti devono essere immaginati come tossine e una presenza eccessiva può provocare conseguenze indesiderate nel soggetto sottoposto a dieta.

36

Inoltre la mancanza di zuccheri e carboidrati possono provocare un'esigenza improvvisa nella richiesta energetica, con conseguente sovraccarico a livello epatico e a livello renale. In alcuni soggetti sono state individuate tracce di sangue nelle urine, patologia nota come uremia.

Ma la riduzione della quantità glucidica comporta, di conseguenza, un carico, talvolta eccessivo, di tutte le altre sostanze. Questo potrebbe provocare la cosiddetta gotta e indurre a forme di disidratazione. Più rari sono invece i casi di carenze minerali e vitaminiche, visto che l'alimentazione prevista dalla dieta non prevede la riduzione di queste sostanze.

Molto frequente è invece l'eccessiva stanchezza, specialmente durante la fase di approccio alla dieta chetogenica. In particolare i soggetti più a rischio sono le persone che svolgono costantemente attività fisica, le quali dovranno adottare un piano nutrizionale differente.

1.6 – Il ribaltamento della piramide nutrizionale classica

Tutte le diete tradizionali sono basate su un'ideologia ben definita, strutturata e raffigurabile mediante una piramide. Alla base della piramide vi sono gli alimenti che maggiormente dovrebbero essere consumati dai soggetti; viceversa la punta della piramide è rappresentata dalla categoria di alimenti che i soggetti sottoposti a dieta dovrebbe tendenzialmente evitare; tra queste due categorie vi sono altri due gruppi alimentari che dovranno essere introdotti in maniera più o meno regolare.

Nella dieta chetogenica questa piramide viene completamente capovolta: i gruppi alimentari che stanno alla base dovranno essere traslati verso la cuspide, e viceversa. Anche i gruppi intermedi dovranno essere invertiti di posizione.

Il gruppo principale in una dieta chetogenica, ossia quello che il soggetto dovrà consumare con maggiore frequenza, è quello dei grassi. In particolare i condimenti, che nelle diete tradizionali sarebbero totalmente eliminati, divengono gli elementi cardine della dieta chetogenica. Questa categoria nutrizionale, infatti, consente ai soggetti sottoposti a dieta di ottenere il fabbisogno energetico quotidiano necessario. Inoltre i grassi sono fondamentali per ottimizzare l'assorbimento delle vitamine e di altri elementi essenziali, garantendo inoltre gusto e ricchezza all'alimentazione della dieta chetogenica. In ogni caso si tende a privilegiare i grassi di origine vegetale, piuttosto che i grassi di origine animale, in quanto i primi comportano una maggiore produzione di corpi chetonici. Come nelle diete tradizionali, anche nella dieta chetogenica è bene evitare i dolci, ricchi non solo di grassi ma anche di zuccheri, elementi che provocano il mancato raggiungimento dello stato di chetosi.

Il secondo gruppo è rappresentato da alimenti quali la carne, il pesce e le uova. In particolare all'interno della dieta chetogenica si tendono a privilegiare gli alimenti che contengono molti grassi, come ad esempio la quasi totalità degli insaccati e alcuni pesci. Questo gruppo è fondamentale in quanto fornisce ai soggetti la quantità giusta di proteine e vitamine. Naturalmente tale quantità deve essere stabilita dal medico nutrizionista, che deve individuare i livelli di equilibrio. Un eccesso di proteine e di vitamine potrebbe alterare il metabolismo, rimandando lo shift. Anche se appartengono a questa categoria, sono da evitare i legumi secchi che, oltre ad essere ricchi di vitamine e proteine, contengono quantità molto alte di carboidrati.

Il terzo gruppo invece può essere accorpato a quello precedente, seguendo il criterio della quantità consumata. In questo gruppo rientrano i latticini e i formaggi. Sono elementi importanti per l'essere umano, in quanto garantiscono un introito di calcio, di proteine e in parte anche di vitamine. La dieta chetogenica non può dunque eliminare un introito di questo genere, ma comunque è necessario dosare bene le quantità. È comunque opportuno optare per latticini e derivati ricchi di grassi, in modo tale da incrementare l'introito energetico nel soggetto sottoposto a dieta.

Il quarto gruppo, che si pone immediatamente al di sotto della punta della piramide nutrizionale, si trovano frutta, verdura e legumi freschi. Nonostante siano molto importanti per l'essere umano, in quanto ricchi di fibre, sali minerali e acqua, il loro introito viene notevolmente ridotto all'interno di una dieta chetogenica. Il motivo risiede nel fatto che molti di questi alimenti, specialmente tra i frutti, sono ricchi di zuccheri e glucidi. Si tende comunque a privilegiare l'assunzione di verdure. I legumi freschi invece sono caratterizzati da ingenti quantità di amido e per questo motivo dovranno essere quasi totalmente esclusi dalla dieta.

La cuspide della piramide nutrizionale chetogenica è infine rappresentata da tutti gli elementi farinacei, dalle patate e dai dolci. Pasta, riso, pane e pizza infatti sono gli elementi che maggiormente causano un introito di carboidrati e per questo motivo da escludere per tutta la durata del trattamento di stampo chetogenico. Tali alimenti risultano comunque importanti in quanto garantiscono un ottimo introito di fibre e vitamine, che non possono essere assunte in alcun altro modo, se non con i relativi integratori.

Il capovolgimento nutrizionale è solo la conseguenza dello stravolgimento ideologico e teorico che ha causato l'avvento della dieta chetogenica. È fondamentale però seguire in maniera rigorosa e costante il piano alimentare stabilito dal proprio medico nutrizionista, in quanto, in caso contrario, si rischierebbe di annullare completamente l'efficacia della dieta chetogenica.

A prescindere dalla piramide nutrizionale, l'intera dieta chetogenica è basata su una divisione matematica, che prende il nome di rapporto chetogenico. Questo rapporto è dato dal numero di lipidi, espresso in grammi, diviso la somma tra proteine e zuccheri, anche questi espressi in grammi.

Capitolo 2 – La colazione nella dieta chetogenica

La dieta chetogenica dà molta importanza alla colazione. Infatti durante la colazione è necessario garantire un ottimo apporto energetico, in modo tale che il soggetto sottoposto a dieta possa riuscire ad affrontare con vigore la giornata.

Proprio per questo motivo è opportuno integrare alimenti completi, ricchi di grassi e gustosi. Naturalmente è importante riuscire ad equilibrare ogni alimento, studiandone approfonditamente i valori nutrizionali in modo tale da non eccedere con i grassi, con le vitamine e con le proteine.

La semplicità che richiede la colazione, però, non deve essere tradotta come mancanza di qualità e gusto. È infatti possibile realizzare piatti alternativi che soddisfano il palato e che seguono le richieste avanzate dal medico nutrizionista che ha impostato la dieta chetogenica.

Generalmente nelle colazioni chetogeniche non deve mancare l'uovo, che può essere cucinato in differenti modalità, e che può essere persino affiancato da qualche verdura.

Per i più tradizionali, invece, è possibile realizzare un muffin ad hoc, sostanzioso e gustoso, ma totalmente privo di carboidrati.

2.1 – Uova in camicia con cavolo biologico

Le uova in camicia, note anche come uova alla Benedict, compongono la maggior parte delle colazioni tipiche europee. Il perché è da ricercare nelle sue proprietà energetiche, che garantiscono una base calorica ottimale, priva di zuccheri e di carboidrati. Generalmente però le uova in camicia vengono servite con elementi che la dieta chetogenica non prevede, o perché ricche di zuccheri o perché ricche di carboidrati. Si tratta dunque di sostituire gli alimenti vietati con altri elementi, in modo tale da ottenere una colazione bilanciata ed energetica allo stesso tempo. L'alimento perfetto è il cavolo biologico, privo di carboidrati ma ricco di fibre.

2.1.1 – Preparazione

La preparazione di una colazione di questo genere è piuttosto semplice e richiede pochissimo tempo.

Per prima cosa è necessario sciogliere del burro, circa un cucchiaio, all'interno di una padella, insieme ad uno spicchio di aglio. Dopo circa un minuto è necessario aggiungere il cavolo, già lavato e tagliato. Si consiglia di pesare il cavolo, che dovrà avere un peso tra i 50 e i 70 grammi. La padella dovrà essere chiusa in modo da favorire la cottura dell'alimento, che dovrà essere lasciato sui fornelli per circa 5 minuti. Nel frattempo è necessario aprire un uovo, separando il bianco dal rosso. Nella ciotola dove è stato riposto l'albume si deve aggiungere un altro uovo, stavolta intero. Con l'ausilio di un cucchiaio di burro, il preparato appena realizzato dovrà essere fritto.

Il tuorlo d'uovo lasciato da parte può essere utilizzato per realizzare la crema che accompagna questa colazione. Unendolo infatti ad altri due cucchiai di burro e ad un cucchiaio di crema al cocco, che dovranno essere lavorati, anche con l'ausilio di un robot da cucina, è possibile ottenere una vera e propria crema. Per i soggetti che gradiscono un po' di sapore in più è possibile aggiungere del pepe nero macinato. Questa crema è nota come salsa olandese, ed è molto utilizzata specialmente negli hotel e negli alberghi che servono colazioni europee.

Una volta terminata la preparazione è il momento di impiattare e unire tutti i preparati. È possibile servire l'uovo alla

Benedict sopra il cavolo biologico, colorando il piatto con la salsa olandese.

2.2 – Semi di chia e latte di cocco

Un alimento molto importante all'interno della dieta chetogenica sono i semi di chia. Questi infatti sono ricchi di fibre, ma anche di proteine e omega 3. Le fibre introdotte a colazione inoltre svolgono un ulteriore funzione: esse consentono di donare una sensazione di sazietà al soggetto, per diverse ore, consentendo così di evitare lo spuntino di metà mattinata. Il latte di cocco, invece, è ricco di vitamine e dona un ottimo sapore all'intera colazione.

2.2.1 – Preparazione

La preparazione è semplice, ma deve essere svolta la sera in modo tale da lasciar riposare in frigorifero il composto per tutta la notte. È una colazione libera, in quanto oltre ai semi di chia (si consiglia di utilizzarne circa 30 grammi) è possibile aggiungere altri elementi, come ad esempio le mandorle, le noci o altri semi. Ognuno di questi deve essere unita ad una tazza intera di latte di cocco e al dolcificante, prima di chiudere il composto in frigorifero.

In questo modo la mattina si è pronti ad una colazione energetica e fresca, caratterizzata dal pudding di chia e da altri emulsionanti, come ad esempio lo sciroppo d'acero o il miele, che possono ulteriormente accompagnare questa colazione.

È sempre bene non esagerare con le dosi, in quanto si rischia di avere un introito eccessivo di componenti energetici e di fibre, che possono provocare la mancata realizzazione dello spostamento del metabolismo dai glucidi ai lipidi.

2.3 – Muffin privo di carboidrati, con verdure e formaggio

La terza opzione per la propria colazione chetogenica è rappresentata da un classico rivisitato e adattato allo scopo nutrizionale: il muffin. Questo però deve essere realizzato con verdure e del formaggio, che sostituiranno il cioccolato e i frutti di bosco. Il gusto però non subirà eccessivi ribaltamenti, in quanto questo muffin sarà comunque molto gustoso e soffice.

La preparazione, seppur semplice, richiede una cottura al forno leggermente più duratura rispetto alle prime due opzioni di colazione.

2.3.1 - Preparazione

Gli ingredienti per realizzare il muffin chetogenico, ossia il muffin completamente privo di carboidrati, sono semplici, così come la loro preparazione. Se si è inoltre in possesso di una teglia per muffin diviene tutto molto più semplice.

È necessario innanzitutto versare un filo d'olio sulla teglia, in modo tale da condire e allo stesso tempo evitare che il composto non rimanga attaccato alla teglia stessa.

Successivamente bisogna strapazzare alcune uova, aggiungendo in seguito delle verdure sminuzzate, senza esagerare, con del latte e del formaggio. Una volta che il composto è strapazzato al punto giusto, basterà versare il tutto sullo stampo ad hoc. In forno i muffin impiegheranno circa 20 minuti prima di essere pronti. La colazione sarà dunque soffice e gustosa.

Le verdure potranno essere scelte dallo stesso soggetto sottoposto a dieta, con l'esclusione solamente di quelle ricche di

60

zuccheri. Il latte e il formaggio forniranno energie, vitamine e calcio, che serviranno per il proseguimento della giornata.

Capitolo 3 – Il pranzo nella dieta chetogenica

Se durante la colazione è opportuno introdurre una buona quantità di grassi e di alimenti in grado di generare fonti energetiche, durante il pranzo è necessario prestare maggiore attenzione ai possibili introiti. Infatti il pranzo rappresenta il pasto dove maggiormente si entra in contatto con alimenti ricchi di carboidrati e, dunque, da evitare. Specialmente in Italia, le abitudini e le tradizioni hanno indotto milioni di persone a desiderare un piatto di pasta per pranzo:

questo, con la dieta chetogenica, non sarà più possibile.

È dunque importante ricercare delle alternative valide, in grado di garantire il necessario apporto lipidico, mantenendo allo stesso tempo nullo il livello nutrizionale dei glucidi.

Nonostante l'impossibilità di mangiare la pasta, il pranzo offre una vasta gamma di alimenti consentiti dalla dieta chetogenica, che possono variare dai primi ai secondi. Ciò che non manca, anche in questo caso, è sicuramente il gusto: i piatti sono ricchi di condimenti e di grassi, perlopiù vegetali, e per questo molto soddisfacenti per il palato. Non mancano comunque la carne e il pesce, che garantiscono sazietà fino all'ora di cena. È inoltre possibile variare, mangiando anche qualche zuppa con le verdure, in modo tale da incrementare sempre più la varietà dei pasti da assumere durante l'intera settimana.

3.1 – Insalata di pollo con verdure

L'insalata di pollo rappresenta uno dei migliori metodi non solo per attenersi a quanto imposto dalla dieta chetogenica, ma anche per evitare sprechi di alimenti, sfruttando anche gli avanzi dei giorni precedenti. Per poter realizzare questo piatto, è possibile affidarsi ad un robot da cucina per favorire e velocizzare la preparazione, ma è possibile svolgere il tutto anche semplicemente in modo manuale.

Come detto ciò che contraddistingue la dieta chetogenica sono i condimenti: anche in questo piatto, infatti, è possibile aggiungere diversi condimenti a seconda del gusto e di ciò che si possiede in frigorifero. Ciò che si descriverà nelle prossime righe è, dunque, solo una delle infinite versioni di questo piatto.

3.1.1 – Preparazione

Innanzitutto è necessario inserire cipolla, sedano e prezzemolo in una ciotola, in modo tale da poterle sminuzzarle utilizzando il proprio robot da cucina. Naturalmente questo passaggio, anche se richiede leggermente più tempo, è possibile svolgerlo manualmente, con una mezzaluna.

66

Una volta sminuzzate le verdure, è necessario tagliare il pollo. È sempre consigliato accertarsi che le parti del pollo siano prive di ossa, in modo tale da facilitare l'operazione. La quantità del pollo consigliata per questo piatto, in sintonia con quanto prescritto dalla dieta chetogenica, è di circa 150 grammi. Insieme al pollo è possibile inserire anche un uovo sodo, che prima dovrà essere lavato e privato totalmente del guscio.

Per donare ancor più gusto al piatto è possibile aggiungere dell'aglio in granuli, pochi grammi di maionese, aneto e senape. Una volta aggiunti tutti questi condimenti è necessario mescolare bene l'intero composto, in modo tale da insaporire tutti gli elementi presenti nel piatto. Terminata l'operazione si può ulteriormente aggiungere del sale grosso e del pepe nero.

Il piatto richiede solamente pochi minuti di preparazione, dunque è indicato anche per coloro che possiedono poco tempo per mangiare per motivi lavorativi o personali. Inoltre, come detto, è anche un metodo per evitare gli sprechi in cucina.

3.2 – Zuppa vegetariana

Un secondo piatto per il proprio pranzo chetogenico può essere rappresentato dalla zuppa vegetariana. Specialmente d'inverno la zuppa calda può rinvigorire il corpo infreddolito, oltre a svolgere importanti funzioni dal punto di vista nutrizionale e per quanto concerne la produzione di corpi chetonici nell'organismo. Inoltre la zuppa può essere preparata precedentemente ed essere riscaldata velocemente prima del pranzo, senza perdere gusto e sapore. Nei mesi estivi, invece, la zuppa vegetariana può essere servita fredda, mantenendo però tutte le proprietà nutrizionali necessarie per la propria dieta chetogenica.

La preparazione è leggermente più impegnativa rispetto al piatto precedente, ma non richiede nessuna conoscenza culinaria approfondita.

3.2.1 – Preparazione

Per prima cosa è necessario soffriggere in una pentola con 30 grammi di burro o con un cucchiaino di olio di cocco una cipolla intera tagliata finemente oppure ridotta a dadini insieme a due spicchi di aglio. Nel frattempo che il soffritto diviene di un colore dorato, è necessario lavare con cura 200 grammi di spinaci e 150 grammi di crescione. Al soffritto precedentemente preparato si aggiunge un cavolfiore tagliato in pezzi di media grandezza, insieme ad una foglia di alloro, che donerà alla zuppa un sapore ancora più gradevole. Il tutto dovrà rimanere sui fornelli per circa 5 minuti, ma è necessario fare attenzione a non bruciare le verdure ed è dunque importante mescolare continuamente con un cucchiaio di legno.

Trascorsi i 5 minuti è possibile aggiungere al composto anche il crescione e gli spinaci per ulteriori 3 minuti, dopo i quali queste verdure dovranno risultare solamente leggermente appassite.

Nel frattempo è possibile iniziare a preparare circa un litro di brodo vegetale, portandolo ad ebollizione. Il cavolfiore, durante questo passaggio, deve intenerirsi e rimanere molto morbido.

Una volta terminata la cottura è necessario condire il composto con del sale e, per chi volesse, con del pepe nero.

Per renderlo una zuppa bisogna inserire il preparato in un frullatore ad immersione, in modo tale da trasformarlo in una vera e propria crema e per favorire lo sprigionamento dei sapori.

Come detto in precedenza è possibile preparare la zuppa vegetariana qualche giorno prima, per poi tenerla pronta per un pranzo veloce e gustoso. Può essere infatti riscaldata velocemente oppure può essere anche mangiata direttamente fredda.

3.3 – Merluzzo al vapore, con finocchi e senape

Un terzo piatto è invece rappresentato dal merluzzo al vapore, che può essere accompagnato da finocchi e senape. Nonostante la cottura al vapore, gli alimenti rimangono saporiti e viene esaltata la componente principale del piatto, ossia il merluzzo.

È possibile aggiungere ulteriori condimenti, come ad esempio l'origano essiccato oppure altre piante aromatiche, in modo tale da arricchire di gusti e sapori il piatto.

È consigliato utilizzare la senape per realizzare una crema vegetale, molto saporita e perfetta per bilanciare il gusto del merluzzo.

3.3.1 – Preparazione

Innanzitutto è necessario preparare i finocchi. Questi dovranno essere tagliati sul fondo e sulla cima, lasciando solamente la parte centrale. Una volta ripuliti è opportuno tagliarli verticalmente per poi cucinarli al vapore. Utilizzando una vaporiera, bisogna lasciare i finocchi in cottura per circa 10 minuti, in modo tale da renderli morbidi. Successivamente è possibile cuocere, sempre per mezzo della vaporiera, i filetti di merluzzo per lo stesso tempo.

Nel frattempo è possibile preparare il secondo accompagnamento del piatto: in una piccola ciotola è necessario mescolare, piuttosto energicamente, un filo di olio, sale e la salsa di senape, fino ad ottenere un composto omogeneo. L'origano essiccato può essere aggiunto sia alla salsa di senape sia direttamente sul piatto, così come le altre erbe aromatiche da aggiungere a piacimento.

L'impiattamento è semplice: basterà collocare i filetti di merluzzo con i finocchi e poi bagnarli con la salsa alla senape, in modo tale da insaporirli.

3.4 – Tagliatelle chetogeniche di zucchine

La pasta rimane comunque il piatto italiano per eccellenza. Escluderlo completamente dalla dieta significherebbe imporre un sacrificio forse eccessivo per molti soggetti. Esiste però un'alternativa che consente di trasformare le zucchine in delle vere e proprie tagliatelle. In questo modo è possibile mantenere molto basso il livello dei carboidrati e inserire questa ricetta all'interno di un "menu chetogenico".

La preparazione naturalmente è decisamente controllata e non prevede l'inserimento di farinacei o di altri alimenti di stampo glucidico. In questo modo i soggetti potranno gustare un piatto di tagliatelle di zucchine al sugo di pomodoro e di peperoni.

3.4.1 – Preparazione

Trasformare le zucchine in tagliatelle è molto semplice. È infatti necessario solamente tagliare le stesse in strisce molto sottili, dopo avere lavate a dovere, in modo tale che ogni fettuccia assuma la sembianza di una vera tagliatella. Il colore sarà naturalmente differente, ma l'effetto nella fase della degustazione sarà molto simile a quello della pasta all'uovo.

Successivamente si dovrà preparare il condimento. Si dovranno dunque tagliare e sminuzzare alcune fette di bacon, preferibilmente di tacchino, 200 grammi di pollo, naturalmente macinato, basilico fresco e alcune olive nere, dopo averle denocciolate. Dovranno essere tagliati in piccoli pezzi anche un peperone verde e un porro: questi dovranno essere fatti rosolare in una pentola con un cucchiaio di olio, fino a che non assumeranno un colore tendente al dorato. Solamente a questo punto sarà possibile aggiungere tutti gli altri ingredienti precedentemente sminuzzati.

Trascorsi dieci minuti, il composto dovrà essere arricchito con la salsa di pomodoro: la quantità perfetta sarebbe di 200 grammi. Naturalmente la salsa non dovrà contenere zuccheri aggiunti. Una volta che il sugo ha terminato la cottura, è possibile aggiungere le nostre tagliatelle di zucchine. Queste dovranno essere lasciate sui fornelli per non più di cinque minuti, in quanto altrimenti si rischierebbe di ammorbidirle in maniera eccessiva.

Trovare l'equilibrio in questo piatto è fondamentale e nonostante la preparazione sia piuttosto semplice è molto importante non esagerare con le quantità. Anche se si tratta di verdure e carne, questo è un piatto cosiddetto low-carb, ma non free-carb. Inoltre è un piatto complesso, che contiene alimenti anche pesanti per lo stomaco come ad esempio il peperone.

3.5 – Cannelloni free-carb

Esistono delle farine a basso contenuto glucidico. Si tratta di farine speciali, che consentono di realizzare delle forme semplici, come i cannelloni, mantenendo intatto il gusto della pasta originale. Una delle migliori farine che svolgono efficientemente questo ruolo è quella di lino, che molti medici nutrizionisti inseriscono all'interno delle tabelle alimentari settimanali.

La farina deve essere legata ad alcune verdure, in modo tale da utilizzarne il meno possibile, e naturalmente alle uova, elementi fondamenti per la dieta chetogenica. La preparazione di questo piatto è, a differenza delle altre, piuttosto complessa, non solo nella fase di realizzazione della pasta, ma anche durante la fase di cottura degli ingredienti e la fase di impiattamento.

3.5.1 - Preparazione

Innanzitutto è necessario impastare la farina di lino, già macinata, insieme alle uova. Per semplificare questa fase è possibile affidarsi ad una impastatrice oppure ad una frusta elettrica. Nel frattempo che l'impastatrice svolge il suo lavoro, bisogna sminuzzare in un mixer 40 grammi di crescione o di spinaci, a seconda della volontà del soggetto sottoposto a dieta. Il risultato dovrà essere aggiunto all'impastatrice, in modo tale da ottenere una sfoglia arricchita dalle verdure.

Una volta preparato l'impasto è necessario dedicarsi ad una fase molto delicata. Bisogna infatti preparare una padella, surriscaldarla e versare in essa un cucchiaio di olio di cocco. In essa dovrà essere adagiata una parte dell'impasto, in maniera uniforme e nel modo più preciso possibile. Una padella troppo fredda provocherà l'attaccamento dell'impasto al fondo, mentre una padella eccessivamente calda comporterà nella pasta la formazione di buchi e bolle. È un processo che dovrà essere svolto in maniera molto svelta, in quanto la pasta impiegherà pochi minuti ad essere cotta. Tolta dalla padella la pasta dovrà essere arrotolata su sé stessa, in modo da donare ad essa la forma tipica dei cannelloni.

Successivamente si dovrà preparare il ripieno. Bisognerà dunque macinare altri spinaci insieme a del formaggio, per poi inserire il tutto all'interno di ogni singolo cannellone. Il formaggio dovrà essere posizionato anche sopra i cannelloni, una volta che gli stessi sono stati adagiati sulla teglia. Il tempo di cottura in forno è pari a circa 20 minuti ad una temperatura di 180 gradi.

I cannelloni sono pronti per essere mangiati: ricchi di gusto e di alimenti chetogenici. È un piatto completo, in grado di sostituire completamente ricette tipicamente ricche di carboidrati.

Capitolo 4 – La cena nella dieta chetogenica

Anche la cena è un pasto molto importante per la dieta chetogenica. Infatti, sul finire della giornata, è importante equilibrare l'apporto energetico con l'apporto vitaminico e proteico. Naturalmente è un pasto dove i grassi dovranno essere ridotti rispetto al pranzo e alla colazione. Si tende dunque ad esaltare specialmente piatti di carne e pesce, che possono comunque essere accompagnati da verdure o funghi. È importante non saltare il pasto, in quanto comunque il corpo umano necessita delle vitamine e delle proteine che derivano dagli alimenti. Infatti ciò che si sta mettendo in atto con la dieta chetogenica è comunque un digiuno, seppur simulato, che dovrà essere portato avanti per diverse settimane.

Sono comunque da evitare i farinacei, tra cui la pizza, piatto preferito da ragazzi e buongustai, che determina un importante introito di carboidrati, vanificando i sacrifici fino ad allora effettuati. Anche l'alcool è bene evitarlo, in quanto il corpo è sottoposto ad uno stress dovuto alla dieta chetogenica e l'alcool entrerebbe con maggiore efficacia in circolo, offuscando le funzioni cerebrali. Infine sono da evitare i legumi secchi, che sono ricchi di fibre, ma che contengono anche molti carboidrati. Dunque la scelta ricade, come detto, su carne e pesce: esistono tantissime ricette condivise anche dalla dieta chetogenica sulle quali fare riferimento. In questo testo se ne propongono tre, una a base di carne e due a base di pesce.

4.1 – Bistecca con i funghi

Il primo consiglio culinario ricade sulla bistecca coi funghi. Si tratta di una ricetta semplicissima e molto rapida, ma che consente di esaltare il sapore della bistecca e di soddisfare pienamente il soggetto sottoposto a dieta.

Rientra inoltre nella tradizione culinaria italiana, quindi apprezzata dalla maggior parte dei soggetti che hanno deciso di optare per la dieta chetogenica.

4.1.1 – Preparazione

Come detto la preparazione di questo piatto è molto semplice. È necessario innanzitutto portare il forno alla giusta temperatura: prima della preparazione delle bistecche è importante accendere l'elettrodomestico a 250 gradi. Nel frattempo è possibile condire la propria bistecca con sale e pepe su ogni lato, in modo tale da risaltare ancora di più il gusto della carne.

Successivamente la bistecca deve essere cucinata su una padella, preferibilmente in ghisa, sulla quale era stato precedentemente sciolto un cucchiaio di burro. La cottura deve essere rapida, pari a circa due minuti per ogni lato della bistecca. Una volta terminata la cottura sulla padella è importante introdurre la bistecca nel forno preriscaldato, fino a quando la carne non abbia raggiunto la modalità di cottura preferita.

Una volta cotta, la bistecca deve essere tolta dal forno e lasciata riposare in un vassoio. Nel frattempo, nella stessa padella in ghisa utilizzata in precedenza, è necessario aggiungere i funghi con la panna. Per chi volesse è inoltre possibile sfumare il composto con del vino rosso, che in questo caso non provocherebbe effetti indesiderati.

Una volta che la crema di funghi e panna è pronta, ossia quando il composto ha raggiunto una certa densità, la stessa deve essere versata direttamente sopra la bistecca.

In pochissimo tempo, dunque, è possibile preparare un ottimo piatto per la propria cena chetogenica, senza rinunciare al gusto e alla qualità.

4.2 – Orata condita con succo di agrumi e coriandolo

Molto spesso le persone evitano di preparare piatti a base di pesce, sia perché richiedono troppo tempo, sia perché talvolta non si riesce a preparare un accompagnamento che ne esalti il sapore. L'orata è sicuramente uno dei pesci più saporiti e apprezzati del Mar Mediterraneo, ricco di omega 3 e di vitamine, molto importanti per la dieta chetogenica.

Per accompagnare questo piatto di mare è possibile preparare un condimento a base di agrumi e di semi di coriandolo. La preparazione di questo piatto è più semplice e veloce di quanto si possa credere e verrà apprezzata da tutta la famiglia, non solo da coloro sottoposti a dieta chetogenica.

4.2.1 – Preparazione

Per velocizzare la preparazione del piatto si consiglia di acquistare in pescheria le orate già eviscerate e squamate, in modo tale da doverle solamente adagiarle su una teglia, ben coperta con carta da forno. Per donare gusto all'orata è possibile tagliare a fette sottili del limone e posizionare le stesse all'interno dei pesci, magari aggiungendo qualche foglia di prezzemolo. Tale condimento, durante la fase di cottura, si disperderà dall'interno di tutto il pesce, arricchendolo di gusto e di liquidi. Una volta realizzato questo passaggio è possibile mettere in forno le orate ad una temperatura di 200 gradi, per una ventina di minuti. Se le orate sono piuttosto grandi la cottura richiede qualche minuto in più.

Con la parte di limone rimasto iniziamo a preparare il succo di agrumi: questo dovrà essere spremuto insieme ad un lime in una ciotola. Dopo aver aggiunto del sale e dell'olio di oliva, il succo dovrà essere sbattuto velocemente, magari con l'ausilio di una forchetta o di una piccola frusta. Una volta tritati i semi di coriandolo e il prezzemolo, anche questi dovranno essere aggiunti al succo di agrumi, che dovrà essere nuovamente sbattuto.

Una volta cotto, il pesce dovrà essere pulito e sfilettato: i filetti di orata dovranno essere adagiati su un vassoio, cercando di non sovrapporli uno sull'altro. Una volta terminata questa operazione è possibile versare il succo di agrumi, con l'aggiunta di prezzemolo e coriandolo, sul pesce.

98

Naturalmente gli agrumi come il limone e il lime sono degli alimenti privi di zuccheri e quindi adatti alla dieta chetogenica. Essi consentono di apportare un altissimo livello vitaminico che è molto importante per l'essere umano, specialmente durante lo svolgimento di una dieta di questo tipo.

4.3 – Salmone al forno con contorno di asparagi

Il salmone è probabilmente il pesce che maggiormente si adatta alle richieste della dieta chetogenica, proprio in quanto è molto ricco di omega 3. A seconda della cottura è possibile preparare differenti ricette che hanno come protagonista il salmone.

È necessario però non esagerare con il condimento di questo piatto, in quanto si rischierebbe di annullare il sapore del pesce anziché esaltarlo. Per questo motivo, si è deciso di scegliere una ricetta che accompagna il salmone con degli asparagi, anch'essi molto conformi alle stringenti regole nutrizionali imposte dalla dieta chetogenica.

4.3.1 – Preparazione

La preparazione di questo piatto richiede diversi minuti di cottura, senza però nessun intervento una volta che il trancio di salmone è stato inserito all'interno del forno. Dunque si tratta solamente di preparare il piatto e poi attendere solamente che cucini a dovere.

Per prima cosa è necessario lavare delicatamente gli asparagi, che dovranno essere privati della parte inferiore, ossia della parte del gambo che assume un colore biancastro. È consigliato scegliere per questo piatto solamente gli asparagi più teneri, in modo tale da evitare spiacevoli problemi culinari durante la degustazione.

Una volta preparati gli asparagi è necessario versare un filo di olio su di essi, così come è necessario farlo sopra i tranci di salmone, adagiati precedentemente su di un vassoio.

Lasciate riposare il salmone e gli asparagi in modo tale cha assorbano adeguatamente l'olio. Nel frattempo è necessario sminuzzare e tritare i semi di coriandolo, il pepe nero e i semi di cardamomo: per farlo potete utilizzare una piccola macina oppure un mortaio. Una volta terminata l'operazione e ottenuta una vera e propria polvere speziata, si dovrà adagiare il risultato sui tranci di salmone.

Ora è necessario adagiare gli asparagi sul fondo di una teglia ponendovi sopra i tranci di salmone speziato. Il composto dovrà essere inserito in forno per una ventina di minuti ad una temperatura di 200 gradi. Il piatto può essere ulteriormente condito versando sopra i tranci del succo di limone, in modo tale da intenerire il pesce e insaporire gli asparagi.

Preparare le costine di maiale è piuttosto semplice. La carne di maiale naturalmente necessita di una cottura eccellente per poter essere servita a tavola. L'unico problema potrebbe riguardare la modalità di condimento delle costine. Una delle possibilità è rappresentata dall'aromatizzazione della carne, che può avvenire affidandosi a due tra gli ingredienti utilizzati nella tradizione culinaria italiana, ossia il rosmarino e il pepe nero.

4.4.1 – Preparazione

Per prima cosa le costine di maiale devono essere appoggiate in una ciotola e ricoperte con acqua e succo di limone, in modo tale che inizi una fase di macerazione. Devono essere lasciate così per almeno mezz'ora. Una volta trascorso il tempo necessario possono essere inserite in una padella in modo tale da rosolare, senza alcun tipo di condimento.

Solo una volta che è stato rilasciato un po' del grasso del maiale è possibile aggiungere un filo di olio di oliva e dell'acqua tiepida, che manterrà la carne tenera e consentirà di terminare a dovere la cottura.

Dopo un'ora di cottura, a fuoco rigorosamente lento, è possibile aggiungere qualche foglia di rosmarino, che donerà un tocco di qualità e di eleganza al piatto. La carne dovrà rosolare solamente qualche altro minuto prima di essere definitivamente tolta dalla padella.

Per chi volesse è possibile condire le costine di maiale con sale e pepe nero. La bontà della carne risiede proprio nella cottura a fuoco lento, che consente un lento assorbimento del sapore, grazie proprio al grasso rilasciato dalla carne stessa.

4.5 – Alternative alla pizza tradizionale

È sempre difficile rinunciare al piacere di gustare una buona pizza. Ma naturalmente la dieta chetogenica limita l'apporto dei carboidrati, motivo per cui sono banditi dall'alimentazione sia la pizza, sia il pane e la pasta.

Tale rinuncia può pesare sul soggetto a dieta, soprattutto nel primo periodo, tuttavia è possibile preparare delle ottime alternative alla pizza. Sono diverse le varianti, dalla base di mozzarella, formaggio grattugiato e uova, alla base preparata con il cavolfiore e la farina di mandorle.

Una ricetta per preparare la base per la pizza prevede appunto l'utilizzo di mozzarella, formaggio Grana grattugiato e uova. La preparazione è molto semplice, infatti è sufficiente mescolare tutti gli ingredienti insieme in una ciotola, la mozzarella tagliata finemente, il Grana e l'uovo intero, con un pizzico di sale. È possibile aggiungere anche le spezie che si preferiscono, come ad esempio il pepe o il rosmarino. Per ottenere un impasto compatto e facile da stendere sulla carta da forno è importante prestare attenzione alle dosi. Per preparare una base per una persona è necessario utilizzare 115 g di mozzarella, 75 g di Grana e 1 uovo. Il composto sarà pronto in circa 15-20 minuti nel forno preriscaldato a 180 gradi. La pizza chetogenica può essere condita a piacimento, come una pizza tradizionale. Con lo stesso impasto è possibile realizzare anche dei gustosi panini, da mangiare sia da soli che accompagnati da una farcitura.

Un'altra alternativa alla base tradizionale per la pizza è quella preparata con il cavolfiore, senza farina e dunque senza lievitazione e senza glutine. In sostituzione della normale farina è possibile utilizzare la farina di mandorle. È necessario tritare con un robot da cucina 600 g di cavolfiore, scegliendo soltanto le cimette, e mescolarle in una ciotola insieme a 80 g di farina di mandorle e un cucchiaio di origano e pepe nero, successivamente facendo un buco al centro del composto aggiungere 3 uova, precedentemente sbattute, e lavorare il composto con le mani. Se necessario, per regolare l'umidità del composto, è possibile aggiungere ulteriore farina di mandorle o cavolfiore tritato, fino a raggiungere la compattezza desiderata. Una volta pronto, l'impasto deve essere steso in una teglia lasciando i bordi leggermente più alti. È necessario cuocerla in forno a 200 gradi per circa 25-30 minuti, fino a che non assumerà un colore dorato. Anche in questo caso è possibile aggiungere i condimenti preferiti alla pizza.

Entrambe le varianti devono essere cotte parzialmente nel forno prima di essere farcite, poi una volta condite con il pomodoro e gli altri ingredienti a scelta deve essere rimessa in forno per continuare la cottura.

Capitolo 5 – Eventuali spuntini e dessert

All'interno di una qualsiasi dieta tradizionale sono vietati quasi in modo assoluto spuntini a base di torte o veri e propri dessert. Anche nella dieta chetogenica, in linea generale, i dessert sono piatti che non vengono contemplati, in quanto comportano sia un introito di grassi, sia un introito di zuccheri. Se i grassi sono fondamentali all'interno di questo genere di dieta, gli zuccheri devono essere completamente esclusi.

È però possibile trovare delle vie alternative al dessert vero e proprio. Esistono infatti dei piatti che risultano essere privi di zuccheri e ricchi di grassi e che rientrano pienamente nella categoria+ dessert.

Ad esempio, il cacao rappresenta forse uno degli alimenti che maggiormente si adatta alla dieta chetogenica. Al contrario di ciò che si pensa, infatti, il cacao non trattato è molto povero di zuccheri, ma è ricchissimo di grassi vegetali.

È possibile introdurre, anche se in piccole quantità, anche i mirtilli. Anche la frutta secca, come le noci e le mandorle, rappresentano dei cibi che ben si adattano al metabolismo lipidico. Si tratta dunque di creare il dessert che maggiormente soddisfa il nostro gusto.

Le ricette proposte nelle righe successive sono utilizzabili non solo per la preparazione di dessert veri e propri, ma anche di composti adatti ad "ingannare la fame" durante la giornata. Una fetta di torta o un amaretto assunti a metà mattinata o a metà pomeriggio, consentono di riequilibrare l'apporto energetico e di ottenere una sensazione di sazietà, senza però incidere sugli effetti della dieta chetogenica.

5.1 – Budino ai mirtilli e al cioccolato

Il budino è probabilmente considerato il dessert per eccellenza. Un piatto di questo tipo, dunque, non poteva mancare all'interno della dieta chetogenica, anche se naturalmente dovranno essere apportati i dovuti adattamenti.

Naturalmente il budino chetogenico sarà completamente privo di zuccheri, ma non per questo motivo meno buono. È infatti considerabile un dolce a tutti gli effetti, un dessert gustoso e fresco, ottimo specialmente se consumato durante i mesi estivi, ma non solo.

115

La preparazione è semplice, ma è necessario lasciare riposare per qualche ora il composto nel frigorifero, una volta terminati tutti i processi.

5.1.1 – Preparazione

Per prima cosa è necessario versare all'interno di un pentolino del latte di mandorla, al quale bisognerà aggiungere stevia e agar agar in polvere. Una volta messo sui fornelli, il composto dovrà essere mescolato costantemente per circa tre minuti, ossia finché il latte non raggiunga la temperatura di ebollizione.

Terminata questa operazione è possibile colare il latte di mandorle, versandolo all'interno di un unico stampino rettangolare o in più stampini, in modo tale da ottenere già delle porzioni pronte. Il budino dovrà essere lasciato riposare in frigorifero per almeno due ore.

Prima di mangiare il budino lo stesso può essere guarnito con cioccolato fondente o extra fondente (almeno 85%) oppure con mirtilli (in scarsa quantità). In questo modo il budino non solo sarà fresco e invitante, ma anche ricco e gustoso.

5.2 – Torta alle noci

La torta alle noci può rappresentare un'ottima alternativa al budino. Naturalmente in una dieta chetogenica questo piatto dovrà essere realizzato senza utilizzare la farina, che rientra tra gli alimenti proibiti.

Le noci sono invece ricche di grassi vegetali, molto importanti dunque proprio perché comportano un eccellente introito energetico.

Può apparire strano mangiare una torta durante un periodo di dieta, ma è proprio ciò che avviene durante la dieta chetogenica. Anzi alimentarsi con questo genere di alimenti aiuta a sostenere i soggetti, specialmente durante i giorni particolarmente stressanti.

Inoltre, come in ogni altra torta, sono fondamentali nella preparazione le uova, alimento fondamentale all'interno della dieta chetogenica.

5.2.1 – Preparazione

Innanzitutto è necessario tritare, con l'ausilio di un robot da cucina, 200 grammi di noci sgusciate, fino ad ottenere una vera e propria polvere, che fungerà nella ricetta da farina.

Per ogni uova è necessario separare i tuorli dagli albumi e dovranno essere riposte in due ciotole separate. I primi dovranno essere sbattuti unitamente a 50 grammi di zucchero di cocco integrale, in modo tale da ottenere una spuma. A questo composto dovrà essere aggiunta prima una tazza di caffè e successivamente 70 grammi di olio extravergine di oliva, anche questo ricco di grassi vegetali utilissimi nella dieta chetogenica. Il composto dovrà essere nuovamente sbattuto per qualche altro minuto.

In modo graduale dovrà essere aggiunta la farina di noci e, in modo altrettante graduale gli albumi precedentemente separati. Il composto dovrà essere amalgamato manualmente, in quanto è molto rischioso che le uova vengano smontate e, di conseguenza, il piatto non riesca come dovrebbe.

Il composto dovrà essere versato in una tortiera ricoperta da carta da forno e dovrà essere messo in forno per circa mezz'ora a 160 gradi.

5.3 – Amaretti senza zucchero

Infine un'ulteriore ricetta chetogenica relativa alla categoria spuntini e dessert è quella degli amaretti, rigorosamente senza zucchero. Quella degli amaretti è una delle ricette più antiche d'Italia, originaria del Lazio, ma diffusasi velocemente in ogni altro territorio del Bel Paese.

Le mandorle rappresentano, così come le noci, un importante alimento energetico, in quanto essendo una frutta secca sono ricche di oli e grassi vegetali.

Inoltre questa ricetta permette di ottenere anche un buon introito proteico, che consente al soggetto sottoposto alla dieta di equilibrare la propria nutrizione quotidiana. Naturalmente è necessario non abusare di questi alimenti, perché si rischierebbe di provocare una sovrapproduzione di corpi chetonici.

5.3.1 – Preparazione

Per preparare questi dolcetti è necessario innanzitutto tritare 200 grammi di mandorle, già pelate, insieme ad un pizzico di sale, fino a che non si ottiene una polvere. Rompete delle uova, separando i tuorli dagli albumi: questi ultimi dovranno essere aggiunti alla polvere di mandorle e dovranno essere amalgamati con l'ausilio di un cucchiaio di legno, in modo tale da ottenere un impasto omogeneo. Questo dovrà essere lasciato riposare in frigorifero per almeno mezza giornata.

Una volta trascorse le 12 ore, l'impasto dovrà essere steso su un piano e dovranno essere ricavate delle palline leggermente schiacciate, della forma tipica degli amaretti. Ogni dolcetto dovrà essere infornato per circa 10 minuti ad una temperatura di 180 gradi. Gli amaretti dovranno essere tolti dal forno solamente dopo che sulla superficie esterna si saranno formate le tipiche crepe che caratterizzano questi dolcetti.

È consigliato consumare velocemente i dolci oppure conservarli in un luogo non umido, protetti da una busta di plastica. Solamente in questo modo, infatti, i dolcetti non si induriranno e rimarranno per diversi giorni buoni come appena cotti.

Conclusioni

Esistono dunque tantissime ricette in grado di soddisfare ogni palato che rientrano all'interno dei menu adottabili dalla dieta chetogenica. Uno dei principali vantaggi della dieta chetogenica, infatti, è proprio quello di possedere una vasta gamma di alimenti e ingredienti considerati ottimi. Tali cibi vengono spesso esclusi dalle altre diete, sia perché ricchi di grassi, sia perché poveri di carboidrati.

In realtà, nonostante l'introito di grassi sia ogni giorno molto alto, il soggetto a dieta non subirà alcun incremento di peso. Infatti l'introito lipidico deve essere bilanciato ed adattato al consumo energetico del soggetto. Si tratta dunque di una dieta personalizzata, che solamente un medico nutrizionista è in grado di realizzare alla perfezione.

Questo è infatti chiamato ad osservare quale sia il consumo energetico quotidiano del paziente, sulla base del lavoro svolto, dello stress accumulato e dell'attività fisica svolta. Per far ciò è possibile adottare diversi metodi. Quello maggiormente utilizzato prevede l'adozione di una pre-dieta: durante il periodo precedente all'inizio del vero e proprio trattamento chetogenico, il paziente viene sottoposto ad una dieta differente, basata solamente sul consumo di grassi. Se il peso del paziente dovesse aumentare, significherebbe che il consumo energetico è inferiore a quello previsto dal medico nutrizionista; se il peso, invece, dovesse diminuire, allora si desumerebbe che l'apporto energetico sia inferiore al consumo; solamente se il peso dovesse rimanere stabile, allora l'apporto energetico sarebbe considerato coincidente con il consumo calorico quotidiano.

Al giorno d'oggi la mancanza di carboidrati viene più che compensata con alimenti simili e complementari ai farinacei. Esistono infatti tipi differenti di farine che non solo consentono di mantenere molto basso o addirittura nullo l'introito glucidico, ma che permettono di realizzare prodotti come il pane e la pizza. È inoltre possibile sostituire i dolci, eccessivamente ricchi di zuccheri per poter essere inseriti all'interno di una alimentazione di stampo chetogenico, con alimenti che ricalcano i sapori degli ingredienti originali, pur essendo privi di glucidi.

La medesima attenzione che viene riposta nell'alimentazione deve riguardare anche l'assunzione dei farmaci. Molti medicinali presenti sul mercato, infatti, possiedono diversi tipi di zuccheri, che inciderebbero sull'efficacia della dieta chetogenica. Su diversi siti web è possibile individuare una lista che indichi esattamente tutti i farmaci completamente privi di zucchero. Naturalmente ciò non significa che se un dottore dovesse prescrivere uno specifico farmaco questo non deve essere preso. La cura di patologie è naturalmente basilare e anticipa l'aspetto nutrizionale. L'assunzione di un farmaco però deve essere fatta presente al proprio medico nutrizionista, che dovrà adattare il piano alimentare personalizzato tenendo conto del possibile introito glucidico.

Come detto, il rispetto delle regole imposte dalla dieta chetogenica è fondamentale per garantire l'efficacia del piano nutrizionale. Ciò però può divenire complicato nel caso in cui si parta per un periodo di vacanze. Il consiglio è sempre quello di preparare autonomamente i pasti, ma talvolta ciò diviene impossibile. Il rischio di far slittare lo shift metabolico è molto alto, dunque, nel caso in cui si decida di mangiare in pizzerie e ristoranti, è sempre bene optare per pasti contenenti un basso valore glucidico e poco zucchero. Anche le bibite sono sempre da evitare, essendo molto ricche di zuccheri.

L'efficacia della dieta è dunque garantita, ma ciò non significa che non si tratta di periodi complicati da gestire, caratterizzati da stanchezza (specialmente durante i primi giorni di dieta), da stress di adattamento e da impegno. Solamente con la forza di volontà è possibile conformarsi pienamente alla dieta chetogenica, ottenendo in questo modo risultati eccellenti.

www.ingramcontent.com/pod-product-compliance
Lightning Source LLC
Chambersburg PA
CBHW020320290526
45785CB00007B/2862